L'HOMŒOPATHIE

APPLIQUÉE

AUX MALADIES DES FEMMES,

AVEC QUELQUES OBSERVATIONS NOUVELLES
SUR LE PRÉSENT ET L'AVENIR DE CETTE SCIENCE,

ET SUR SON APPLICATION

AUX MALADIES TANT AIGUËS QUE CHRONIQUES.

Par Charles DULAC,
MÉDECIN HOMŒOPATHE.

Prix : 75 centimes.

PARIS.
J.-B. BAILLIÈRE, LIBRAIRE,
rue de l'École-de-Médecine, 17;
CHEZ L'AUTEUR,
rue Neuve-Saint-Augustin, 7.

Novembre 1844.

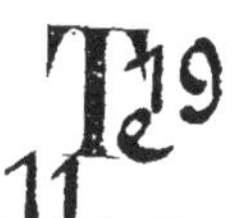

L'HOMŒOPATHIE

APPLIQUÉE

AUX MALADIES DES FEMMES,

AVEC QUELQUES OBSERVATIONS NOUVELLES
SUR LE PRÉSENT ET L'AVENIR DE CETTE SCIENCE,

ET SUR SON APPLICATION

AUX MALADIES TANT AIGUËS QUE CHRONIQUES.

Par Charles DULAC,
MÉDECIN HOMOEOPATHE.

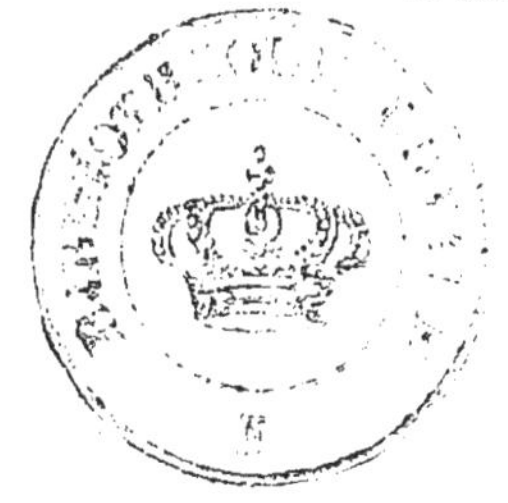

PARIS.
J.-B. BAILLIÈRE, LIBRAIRE,
rue de l'École-de-Médecine, 17;
CHEZ L'AUTEUR,
rue Neuve-Saint-Augustin, 7.

Novembre 1844.

A M. DULAC,

Conseiller à la Cour royale de Limoges,
Membre de la Légion-d'honneur,

ET

A MA MÈRE.

Daignez agréer, mes chers parents, ce premier fruit de mon travail, en attendant que je fasse paraître quelque chose de plus digne de vous et de la vive et tendre affection que vous m'avez toujours témoignée.

Votre fils respectueux,

CH. DULAC.

L'HOMŒOPATHIE

APPLIQUÉE

AUX MALADIES DES FEMMES.

L'homœopathie a enfin conquis son rang parmi les connaissances humaines. Accueillie d'abord avec un esprit de doute et de méticuleuse circonspection par les hommes même les plus exempts de préjugés, elle a fait évanouir les défiances de ces âmes craintives un moment, comme le soleil dissipe les nuages. Le temps a calmé peu à peu l'ardeur trop enthousiaste de ses amis et la ferveur persécutrice de ses ennemis. Elle vient maintenant, forte de faits innombrables, réclamer son droit de cité de cette noble terre de France qui ne refusa jamais asile aux productions du génie étranger, sûre qu'elle est de les féconder et de leur faire produire leurs fruits les plus beaux. Oui, l'homœopathie s'apprête à marcher en plein soleil, et à lever son front trop longtemps humilié.

On sait maintenant, quoique tardivement en France, ce qu'est l'homœopathie, ce qu'elle peut, ce qu'elle promet. On sait que les maladies aiguës sont sûrement, doucement et promptement anéanties par elle, au point que beaucoup de malades ne se doutent pas de la gravité de la maladie qui les a frappés, et que leur entourage, étonné d'une guérison si rapide, est tenté de croire à l'ignorance en diagnostic du médecin.

Dans les maladies chroniques, alors que les ressources de l'ancienne médecine sont impuissantes, ne voit-on pas l'homœopathie souvent guérir, toujours soulager. Celles de ces maladies qui n'ont pas atteint leur dernier degré de violence sont assez promptement anéanties par elle. Le malade dont les forces sont épuisées, dont la vie s'en va goutte à goutte, sent, au bout de quelques semaines à peine, circuler dans ses veines un sang plus généreux ; ses forces se relèvent, et il se rattache avec bonheur à ce monde où il ne sentait d'abord que lassitude, tristesse, affaissement et ennui.

Ce tableau, que nous paraîtrons avoir flatté à plaisir, est pourtant bien vrai. Si beaucoup de malades le trouvent exagéré, qu'ils ne m'accusent pas. N'ont-ils pas le plus souvent pour habitude de recourir à nous, quand l'ancienne médecine a épuisé sur eux tous ses médicaments ? et puis nous n'avons pas la prétention de guérir tous les cas, mais nous sommes pourtant persuadés que là où la guérison n'est plus possible, il y a espoir d'amélioration tel que pour beaucoup de malades c'est presque la santé, eu égard à leur ancien état.

L'homœopathie n'est pas un système plus ou moins spécieux Les systèmes bâtissent sur quelques faits des théories plus ou moins brillantes; ils tronquent les faits et les forcent d'entrer, ainsi défigurés, dans les spéculations inventées par le cerveau de l'homme. L'homœopathie s'appuie sur un principe : elle part de ce principe, autour duquel les faits viennent se grouper, s'unir et se coordonner. Notre principe est si connu, que nous hésitons presque à le donner : les *maladies sont guéries sûrement, doucement et promptement par de petites doses de remèdes qui, donnés à fortes doses à des individus sains, produisent ces maladies.* Ex. : le quinquina donné à fortes doses, à un individu sain, produit la fièvre ; donné à petites doses, à un individu qui a la fièvre, il la guérit. Cette expérience, qui fut pour le génie d'Hahnemann le flambeau qui le guida vers la découverte de l'homœopathie, répétée sur le mercure, spécifique contre la maladie vénérienne, sur le soufre, spécifique contre la gale, etc., donna les mêmes résultats.

Nous allons indiquer un fait de la vie ordinaire. Le laboureur qui inonde de sa sueur le pénible sillon qu'il vient de creuser ne boira pas un verre d'eau froide, dont la sensation est pourtant délicieuse, mais bien un petit verre d'eau-de-vie, qui calmera à la fois et la soif et la chaleur qui le dévorent. Eh bien! l'eau-de-vie donnée à plus haute dose produirait et la soif et la chaleur fébrile et l'excitation générale.

Maintenant ce qui a suscité tant de haines, tant de sarcasmes contre notre médecine, ce n'est pas le principe en lui-même, mais la petitesse des doses. D'abord, pour se convaincre que ces doses n'ont aucune action, il faudrait les avoir expérimentées maintes fois comme nous le faisons tous les jours. *Hahnemann* a beau dire que la préparation, la trituration et la succussion des remèdes, exaltent leurs propriétés, personne ne veut l'en croire. Essayez comme moi, et puis vous jugerez, s'écrie-t-il avec la bonne foi qui le caractérise, et aucun des détracteurs n'expérimente. La préparation augmente les propriétés des médicaments, comme l'ente donne aux fruits plus de douceur. On fait bien jaillir l'électricité d'un corps inerte en le frottant. Pour faire étinceler le diamant, n'a-t-on pas besoin de le tailler et de le préparer? La nature donne à l'homme les éléments de toute chose : c'est à lui à se les approprier et à les façonner à son usage. Quoiqu'il en soit, l'action des petites doses est un fait avéré pour les homœopathes. Seulement on emploie plus volontiers aujourd'hui les premières préparations, sans cependant nier l'action des dernières.

Au lieu de s'amuser à persifler l'homœopathie sur la petitesse de ses doses, il serait bien plus noble, de la part de l'ancienne école, de faire des essais avec le zèle et les soins minutieux qu'exige notre science. Cela serait bien plus convenable que de déverser du haut de la chaire, comme nous en avons été plus d'une fois témoin silencieux et attristé, des sarcasmes et des railleries contre une science qui ne peut là se défendre, sarcasmes en définitive qui n'ont jamais rien réfuté, mais qui tournent contre leurs auteurs. Savez-vous comment l'homœopathie s'en venge? en guérissant des malades dont l'ancienne médecine ne veut plus.

Mais laissons là ces récriminations. Nous invitons les détracteurs de notre science à lire les ouvrages de notre illustre maître, ceux plus récents importés d'Allemagne ; nous les engageons à les méditer avec soin, à essayer l'action de quelques-uns de nos principaux remèdes sur eux-mêmes, comme nous l'avons tous fait, puis à pratiquer avec nous et comme nous. Il pourrait bien se faire après cette étude que les persécuteurs devinssent aussi ardents prosélytes que nous le sommes : c'est un miracle qui, du reste, ne nous surprendrait pas !

Le siècle est en progrès, l'industrie enfante des merveilles, les arts ont adopté à tout jamais notre patrie, les préjugés se calment à la faveur de la paix, les sciences lèvent leur front brillant en plein soleil. Eh quoi ! la thérapeutique, ou médecine appliquée au traitement des maladies, resterait seule en arrière ? Car est-ce avancer que de flotter dans un chaos de formules et de remèdes complexes, confusion dont rien de bien utile ne sort, et où il faudrait plus que le flambeau d'un homme de génie pour y répandre même de vacillantes clartés. On va de système en système : appelez deux médecins ordinaires près du lit d'un malade, il est rare qu'ils s'entendent parfaitement. La faute n'est pas aux hommes, mais à la science ; deux médecins homœopathes s'entendent aisément sur le médicament qui répond le plus sûrement au groupe de symptômes présentés par le malade. Tout s'améliore dans les arts, les sciences et l'industrie, comme nous l'avons dit plus haut. L'homme seul est de plus en plus livré aux maladies, son organisation faiblit plutôt qu'elle ne se fortifie : il faut pourtant bien que cela ait un terme. Le moment n'est pas encore venu de dire toute notre pensée, pourtant nous sommes persuadé, quand nous devrions passer pour rêveur et absurde, que, grâce à notre science, l'homme marche vers un avenir meilleur sous le rapport de son physique et de son moral.

Quelques essais heureux faits en Allemagne et aux États-Unis nous permettent de tout espérer. Des enfants dévorés de scrofules, nés de parents valétudinaires, ont pu, à la suite d'un traitement homœopathique suivi avec persévérance, devenir sains et vigoureux. N'est-ce pas là une régénération ? Les personnes que nous guérissons de maladies chroniques qui ont duré depuis vingt ans ne peuvent-elles, avec raison, se regarder comme rajeunies et renouvelées ?

L'homœopathie emploie tout à l'heure près de quatre cents médicaments dont les propriétés sont connues ; elle s'adresse à tous les règnes de la nature. Le côté philosophique de notre science se prouve par son ardeur à expérimenter et à employer une foule de substances réputées inertes ou dangereuses, et dont l'ignorance où l'on était de leurs propriétés intimes faisait accuser la prévoyance et la bonté de Dieu. Aujourd'hui ces substances sont, à petites doses, nos meilleurs médicaments.

Le créateur de toutes choses, en permettant les maladies, a placé le remède à côté du mal : c'est à l'homme à savoir le trouver et le préparer. Sa destinée est d'arroser toutes choses de sa sueur, et ce n'est pas trop de son courage et de sa persévérance pour pénétrer les mystères qu'il rencontre à chaque pas.

Ce qui prouve encore l'avenir de l'homœopathie, c'est la quantité de plantes ou de minéraux qu'il lui reste encore à explorer pour se les approprier. Et puis comme cette science s'adresse aux intelligences d'élite ! pour être bien faite, quelle sûreté de jugement, quelle force et quelle étendue de mémoire, quelle finesse de tact, quelle acuité de tous les sens, ne demande-t-elle pas? Plus l'homme sera au-dessus de ses passions, plus son intelligence sera dégagée de préjugés, et plus il lui sera donné de réussir. Son traitement, le médecin homœopathe ne l'improvise pas, il ne donne rien au hasard. Chaque malade, quelque nom qu'on donne à sa maladie, est pour lui un cas nouveau qui exige un nouveau remède; on sent alors, si sa clientèle est étendue, combien il lui faut observer et savoir pour réussir.

Que de progrès depuis vingt ans notre science n'a-t-elle pas faits? L'homœopathie s'étend dans toutes les parties du monde. Il n'est pas de ville d'Allemagne, ce berceau des connaissances humaines, qui ne compte plusieurs médecins attachés à notre doctrine. Les États-Unis, cette terre classique de toute liberté, la voient grandir et fructifier. Une Faculté homœopathique délivrant le diplôme de docteur existe à Philadelphie sous l'autorité de *Hering*, le continuateur le plus ardent de Hahnemann (1). A Paris, du temps du choléra, à peine existait-il

(1) Une chaire d'homœopathie a été fondée à Vienne; en Russie, en Prusse, des princes du sang ont pour médecins ordinaires des médecins homœopathes ; la ville de Dublin pensionne royalement le docteur Luther. En France, et surtout à Paris, les hautes classes, qui, par leur position et leurs

deux homœopathes : maintenant le nombre dépasse soixante-dix. Il est peu de ville importante, en France, qui n'en compte un au moins, et plusieurs, comme Lyon, en comptent une dizaine : aussi peut-on juger par ces chiffres du progrès que nous avons fait. Quel ne serait pas pourtant le degré de force et de virilité de la nouvelle doctrine, si les intelligences médicales jeunes et hardies dont Paris et la France sont pleins lui venaient en aide? Si tant d'âmes d'élite, qui se consument à chercher la vérité dans l'ancienne route, suivaient la nouvelle? Ah! que de découragements, que d'ennui, que de langueurs n'éviteraient-elles pas! Que nous plaignons de tout notre cœur ces nobles âmes qui cherchent sans trouver, qui donnent leur amour le plus cher, la séve de leurs belles années, à une science ingrate, à une maîtresse glacée, et cela sans se ralentir, allant toujours, croyant animer un jour, à un moment donné, cette Galathée nouvelle qui pourtant ne doit jamais prendre vie sous leurs ardentes caresses.

Oh! comme nous les appelons à nous de tous nos vœux! Jeunes et belles et fortes natures, leur crions-nous du fond de notre âme, venez à nous, laissez une insensible et morne idole pour une divinité aimable et souriante dans tout l'éclat et la fraicheur de sa belle jeunesse. Prenez pour base notre principe, étudiez nos livres, essayez nos remèdes, et chez vous l'espoir remplacera l'affaissement, les heures de votre travail vous seront douces, les fleurs qu'il produira ne seront pas stériles. Vous aurez sur le front comme un signe d'apôtres,

---

lumières, sont moins accessibles aux préjugés, et ne se contentent pas, pour penser en médecine, de l'opinion arrêtée à l'avance d'un docteur de l'ancienne école, travaillent ardemment à répandre l'homœopathie. Espérons que lorsque le gouvernement sera moins tiraillé par les partis, il donnera lui-même l'impulsion et nous accordera un hôpital ; espérons qu'il ne nous livrera pas, pour nous juger, à nos ennemis naturels, comme cela eut lieu en 1834, où la question fut soumise, par le ministre de l'instruction publique, à l'Académie royale de médecine : n'était-ce pas livrer Galilée à l'inquisition? Et puis, en protégeant efficacement les sciences qui ont un avenir réel, le gouvernement n'y trouverait-il pas son intérêt, ne donnerait-il pas un aliment suffisant à tant de riches intelligences qu'une ardeur inemployée et débordante jette dans les luttes politiques?

vous marcherez par le monde avec une noble fierté ; car vous vous sentirez les forts de l'humanité, les portes de la fausse science ne prévaudront pas contre vous, et par vous *les temps s'approcheront.*

Ce que j'ai dit plus haut paraîtra peu scientifique ; il pourrait bien se faire pourtant que l'avenir se chargeât de justifier mes paroles...

Nous voilà déjà bien loin de l'idée qui nous a porté à écrire cette brochure. Nous la consacrons surtout aux maladies des femmes. La femme n'a pas à se louer beaucoup, et de la nature et de la société : pour elle la faiblesse nerveuse et toutes les incommodités qu'elle entraîne à sa suite ; pour elle encore une puberté difficile à s'établir avec des malaises de toutes sortes qui durent quelquefois toute la vie ; pour elle aussi l'âge critique et le long cortége des maladies auxquelles un si grand nombre succombent ! puis les souffrances de la grossesse, les douleurs si cruelles de l'enfantement, et ses suites souvent plus cruelles, l'allaitement, le sevrage ! Nous n'en finirions pas si nous voulions exposer toutes les souffrances auxquelles les voue leur condition de femme. Maintenant, dans la société, que de peines, que d'inquiétudes, que de maladies morales, les attendent ! Dans leur établissement, est-ce toujours leur choix ou leur volonté qu'on consulte ?

Aussi quelle source intarissable de tourments, d'angoisses de tous genres ! Combien d'entre elles sont les tristes et misérables victimes de l'amour méconnu ! Quels effrayants ravages ne produisent pas dans toute leur organisation si délicate et si vive, et les craintes et les sollicitudes, et les blessures de l'amour-propre et la jalousie ! Combien n'en avons-nous pas rencontrées par le monde qui, sombres et pâles, traînaient après elles une plaie brûlante et qui ne pouvait se fermer ! Nous les avons bien vite reconnues à leurs yeux caves, à leurs traits amaigris, à leur démarche abattue, ces blessées du monde et de la société ! Nobles créatures dont la vie était un véritble enfer, et qui pourtant passaient sans se plaindre, sans même demander la pitié !

Nous n'exagérons rien : ces choses-là existent, notre société est ainsi faite. Nous n'avons pas la prétention de la refaire, mais on ne nous contestera pas sans doute le droit de reconnaître le mal pour tâcher d'y porter remède. On ne s'étonnera pas aussi, après avoir lu ce qui précède, que tant de femmes soient la proie de maladies inconnues, suite de chagrins dévorants. Le médecin qu'elles consultent, à qui elles disent qu'elles ont de fréquentes défaillances, des étouffements, des migraines continues, des spasmes, des palpitations de cœur à soulever leur poitrine, leur répond avec le plus grand calme : C'est nerveux ! Eh ! oui, c'est nerveux, nous ne le contestons pas ; mais fortifiez ces nerfs épuisés, ramenez le calme dans ces têtes et dans ces cœurs brisés, réparez les ravages de ces passions déprimantes, et la vie reviendra, et les maux de nerfs disparaîtront ; et ce que vous ne pouvez pas, l'homœopathie le peut, car c'est une de ses admirables ressources de refaire ce que les passions ont défait, et de guérir les passions. Oui, l'homœopathie guérit les passions, quand ces dernières dominent l'intelligence au point de devenir idées fixes : nous en avons une foule d'exemples. Elle ôte ce voile d'ivresse que celles-ci, poussées à leurs extrêmes limites, jettent sur le cerveau ; elle débarrasse l'intelligence de ses entraves, et dissipe les désordres que ces terribles affections de l'âme laissent à leur suite. Sans doute, il faut bien venir en aide à nos médicaments par les consolations, les distractions et l'éloignement de la cause ; mais un fait acquis pour tous les médecins homœopathes, *c'est que non-seulement nous détruisons les effets immédiats des passions, mais encore les influences débilitantes qui ont exercé une action lente mais continue sur l'économie vitale,* que la cause en soit morale ou physique.

Aussi, ému jusqu'au fond de l'âme à la vue de toutes les souffrances des femmes, nous nous sommes surtout occupé d'elles. Depuis dix ans que nous avons voué à l'homœopathie notre jeunesse et notre intelligence, elles ont été l'objet constant de nos sollicitudes. Leurs maladies, tant aiguës que chroniques, ont exercé toutes nos méditations et rempli nos veilles. Nous sommes arrivé à d'assez beaux résultats, sur lesquels nous nous étendrions volontiers si nous ne sentions qu'il ne nous convient pas de parler trop de nos succès. En attendant que nous livrions un jour à la publicité un ouvrage beaucoup plus étendu, nous allons mentionner celles d'entre les maladies des femmes où l'homœopathie obtient de brillants avantages.

Nous placerons en première ligne la *suppression des mois*, puis tous les genres de souffrances produits par les désordres de la menstruation. Ainsi quand les règles sont trop faibles, trop tardives ou complétement supprimées, il n'est pas rare de voir arriver une foule d'accidents, comme coliques, manque d'appétit, grande lassitude, migraine, constipation, maux de reins, douleurs crampoïdes au dos, etc.

L'homœopathie remédie promptement et sûrement à tous ces accidents!

La *chlorose* ou pâles couleurs, l'*hystérie* ou vapeurs avec ses symptômes si bizarres et si variés, comme spasmes de toute nature, défaillances, affections morales, tristesse, mélancolie, perversions de l'appétit, dégoût de toutes choses, malaises de toutes sortes, toutes affections tenant le plus souvent aussi au désordre de la menstruation, sont guéries radicalement et en assez peu de temps par notre médecine.

Elle a des effets non moins heureux pour favoriser le *travail de l'enfantement*, pour guérir les douleurs qui en sont la suite, la *fièvre de lait*, etc., pour ramener la *sécrétion du lait*, supprimée par le manque d'énergie vitale.

Elle réussit également bien contre la *chute de la matrice* et *du vagin*, contre toutes les *irritations* et *inflammations aiguës* (1) et *chroniques de la matrice :* nous rangeons dans cette dernière catégorie les différentes sortes de *pertes blanches* (2), les *ulcérations du col de la matrice*, les *hydatides* et les *polypes* de cet organe, les *squirrhes* et *cancers*. Ces quatre dernières classes demandent, pour guérir, que la désorganisation ne soit pas trop avancée, et dans le cas de

---

(1) La *péritonite*, cette maladie si fréquente à la suite de couches, et ordinairement mortelle par l'ancienne médecine, guérit par l'homœopathie dans la proportion de 18 à 19 sur 20.

(2) Nous avons des remèdes sûrs contre les *pertes sanguines*, la *disposition à l'avortement* et la *stérilité*.

violentes douleurs, l'homœopathie les soulage à coup sûr. Toutes les maladies souvent si graves, suite de la *cessation des règles*, et qui surviennent à cette époque de la vie si bien nommée âge critique, cèdent à notre traitement; il en est de même des *éruptions* de diverses natures, *boutons*, *exfoliations*, *dartres* et *couperoses* peu avancées. Nous mentionnerons aussi les maladies de la tête, de la poitrine, du cœur, de l'estomac et du ventre, où l'homœopathie obtient tous les jours de beaux succès.

Nous ne finirons pas ce que nous avions à dire sur les maladies des femmes, sans faire appel à toutes les mères de famille. Que d'angoisses, que de pleurs, que de déchirements de cœur et de regrets éternels, ne s'éviteraient-elles pas, si elles s'adressaient aux médecins homœopathes, dont les ressources contre le croup, les convulsions, les fièvres cérébrales des enfants, commencent, quoique un peu tardivement, à être appréciées !

Quoique nos études se soient surtout portées vers les maladies des femmes, nous avons eu l'occasion de traiter un assez grand nombre d'hommes dans toutes les classes, et les maladies qui résistent le moins sont surtout cette foule innombrable d'affections d'estomac et du ventre si fréquentes à notre époque. Puis viennent ces malaises et ces incommodités graves qui, sous le nom de *maladies nerveuses*, attirent à peine, comme pour les femmes, l'attention du médecin de l'ancienne école. Nous connaissons d'honorables malades à qui la vie est à charge, qui ont des spasmes de poitrine, des accès d'étouffement, comme s'ils manquaient d'air, des anxiétés avec sensation, comme si la vie allait s'éteindre, à qui l'on dit, pour les consoler: Ce n'est rien, vous n'êtes pas plus malade que moi. Non sans doute, leur dirons-nous, vous n'avez pas une de ces maladies qui mettent immédiatement la vie en danger, le poumon chez vous n'est pas désorganisé; mais nous reconnaissons que vous souffrez et que vous souffrez cruellement. Ces contractions de la poitrine, ce manque subit de parole et d'haleine, que vous éprouvez parfois, ne laissent pas que de produire de terribles angoisses. Non-seulement l'homœopathie reconnait vos souffrances, mais elle travaille à les soulager et elle parvient ordinairement à les guérir. Que de névroses variées, de gastralgies, de gastrites, d'entérites, d'entéralgies, d'hypochondries, notre médecine ne guérit-elle pas? et puis tout ce cortége de maladies morales que l'hypochondrie entraîne à sa suite, ces craintes anxieuses d'ennemis cachés et prompts à nous nuire, maladie qui dévorait Jean-Jacques, et cette mélancolie, cet amour de la solitude, dont Zimmermann se nourrissait avec une sombre joie, toutes ces perversions du moral cèdent avec la maladie du bas-ventre qui les produit.

Les hommes qui occupent leur intelligence, dont la vie est forcément sédentaire, ceux-là sont sujets à une foule d'accidents auxquels l'homœopathie remédie. Nous ne mentionnerons que pour mémoire les obstructions de toutes sortes, les embarras au ventre, la paresse du corps et de l'esprit à la suite de travaux prolongés, la constipation, la diarrhée, la disposition aux hémorrhoïdes, et le nombreux cortége de toutes les affections des organes de la digestion. Tous ces accidents cèdent le mieux à notre médecine. Il en est de même des maladies de poitrine et de cœur prises à temps. Les rhumatismes et la goutte, si communs à notre époque, comptent un très-grand nombre de guérisons radicales.

Des essais nombreux contre l'épilepsie et l'aliénation mentale, faits surtout en Allemagne, permettent d'espérer qu'on viendra à bout de ces cruelles maladies. Il serait bien à désirer qu'on fît des essais en grand par l'homœopathie contre la folie, dans un moment où, les hôpitaux de Paris ne pouvant plus recevoir les aliénés qu'on leur envoie, et dont le nombre augmente tous les jours, on est obligé de les diriger sur la province.

Pour ceux de nos confrères en homœopathie qui pourront lire notre opuscule, nous publions les observations suivantes tant sur les maladies chroniques que sur les maladies aiguës, observations qu'une pratique de quelques années, et sur un grand nombre de malades de tous âges et de toutes classes, nous a permis de faire.

Les maladies aiguës se guérissent sûrement et doucement par la méthode homœopathique; mais comme, dans l'état présent de la science, nous ne pouvons pas avoir de spécifique pour chaque cas particulier, nous sommes obligés de donner des spécifiques pour différents groupes de symptômes : en d'autres termes, un médicament ayant enlevé une partie de la maladie, un autre médicament, qui convient à ces symptômes existants, enlève ce qui reste. Quand on a le bonheur de rencontrer le spécifique de toute la maladie, ce dont on s'assure parce qu'il y a augmentation momentanée, puis diminution rapide de tous les symptômes, on doit répéter le remède toutes les vingt-quatre, quarante-huit heures, suivant que la maladie se relève à ces époques ; trois, quatre doses sont souvent nécessaires, et le malade reprend une santé exempte de convalescence et de récidive. La question des atténuations est bien près d'être jugée. Dans les maladies très-aiguës avec douleurs vives, la trentième atténuation est nécessaire ; dans celles qui le sont moins, la sixième dilution est celle qui m'a paru le mieux réussir. Dans ce cas, six à dix globules dans une cuillerée d'eau, répétée toutes les vingt-quatre heures, ont produit les meilleurs résultats. En observant bien et la marche de la maladie, et l'action du remède, et surtout en ne se pressant pas trop pour changer le médicament (la répétition trop hâtive n'a pas le même inconvénient, surtout s'il y a eu aggravation préliminaire), il est rare qu'on perde son malade. Nous le disons sans charlatanisme et en conscience, sur cinquante cas de maladies très-aiguës, soignées dans quelques mois, comme fluxion de poitrine, fièvre typhoïde, fièvre pernicieuse, rhumatisme aigu, etc., *nous n'avons pas perdu un seul malade*. Il est vrai que nous avons observé les préceptes tracés plus haut avec la plus minutieuse attention.

Nous pensons que lorsque notre matière médicale sera plus avancée, nous aurons plus de spécifiques contre les maladies aiguës, et nous sommes par analogie conduit à penser que plus tard aussi nous arriverons à trouver des *spécifiques uniques* de maladies chroniques. Nous donnerons ailleurs, à ce sujet, quelques développements. Un médicament qui nous a réussi, dans les maladies lentes à se juger par une crise favorable, est le *sulfur* à la trentième dilution, à la dose de 1 à 2 globules dans une cuillerée d'eau. Nous avons par devers nous cinq ou six cas de maladies de poitrine, comme pneumonie et pleurésie, où les accidents graves étaient éloignés, mais où le malade ne se remettait pas suffisamment au bout du huitième ou dixième jour : le *sulfur* a amené une rapide convalescence. On croit dans le public qu'il est indispensable d'ôter du sang dans ces maladies : lorsqu'il se porte d'une manière anormale et par une cause maladive inconnue vers la poitrine, employez des médicaments qui le distribuent dans tous les canaux et vers les extrémités inférieures, et vous débarrasserez la poitrine, et le malade guérira sans convalescence. Si la saignée était un moyen si naturel de guérir, s'il devait être si nécessaire d'ouvrir les veines, la nature les aurait-elle cachées sous une peau épaisse, sous un matelas de tissu cellulaire et graisseux? Voyez, au contraire, celles qui doivent laisser échapper naturellement le sang au dehors, celles du nez, du rectum, du vagin et de la matrice: elles sont superficielles.

Je citerai un seul cas de l'inutilité de la saignée. La femme d'un jardinier que je traitais d'une phthisie très-avancée se présente à la maison pour son mari ; en même temps elle me prie de la saigner. Le sang l'étouffait (c'est son expression), sa figure était rouge écarlate, les artères de son cou battaient avec force, ses yeux étaient fortement injectés, elle était menacée d'un coup de sang. Je lui donnai une petite quantité de sucre de lait imbibée d'une goutte de teinture de belladone, qu'elle prit devant moi, et je lui dis qu'elle pouvait partir sans crainte. Je la revois le lendemain : à son grand étonnement et avant de rentrer chez elle, tous les symptômes avaient disparu, et le bien-être et l'alacrité avaient fait place à l'effrayante anxiété qu'elle éprouvait. Qu'est-ce que cela prouve? que la belladone avait aidé la nature médicatrice à ramener dans les voies inférieures le sang qui s'en éloignait pour se porter à la poitrine et surtout à la tête, qu'elle n'avait pas trop de sang, mais que, grâce à une cause maladive, il suivait un cours irrégulier. C'est ce qui arrive dans les pneumonies, les fièvres cérébrales, les congestions vers la poitrine et la tête, les apoplexies : ramenez le sang vers les extrémités, distribuez-le par tout le corps, et vous guérirez. Vous saignez dans une fluxion de poitrine : que faites-vous? Vous débarrassez bien la poitrine d'une partie du sang qu'elle contient; mais le sang qui reste s'y porte de nouveau, car la cause agit toujours. Cela est tellement vrai qu'après une première saignée, il est nécessaire, au bout de six à douze heures, d'en faire une seconde, puis une troisième, une quatrième. La cause qui porte le sang à la poitrine continuant d'agir, ce n'est, en définitive, qu'à force d'ôter du sang que la nature réagit et que la pneumonie se dissipe. Vous avez, à la longue, guéri la maladie; mais vous avez épuisé le malade, vous avez privé le corps d'un fluide précieux que la nature ne réparera que lentement, l'organisation plus affaiblie sera plus apte à contracter les rhumes et les fluxions de poitrine: c'est ce que l'observation confirme. Si encore vous aviez un moyen direct d'agir sur le poumon engorgé; mais par la saignée vous n'arrivez qu'à débarrasser médiatement l'organe en privant les parties voisines d'un sang nécessaire à la nutrition. Pour produire un effet comme un, vous êtes obligé d'agir comme trois et même comme quatre, ne pouvant aller droit à l'organe, ce qui n'est pas un des moindres inconvénients de votre méthode, puisque vous énervez votre malade. Ainsi donc, d'un côté, persistance de la cause qu'on n'attaque pas, de l'autre, manière d'agir indirecte: comment s'étonner si, dans beaucoup de cas, on ne réussit pas, et si le succès est bien souvent chèrement payé. Par l'homœopathie on guérit sans épuiser : le malade reprend bien vite ses forces, et il peut atteindre la vieillesse sans retomber dans la pneumonie. Nos ouvrages sont pleins d'observations irrécusables de maladies du poumon, guéries sans qu'on ait ôté une goutte de sang.

Nous allons dire maintenant un mot des maladies chroniques: c'est là que l'homœopathie montre encore sa supériorité sur l'ancienne école. On a fait honneur à notre régime des guérisons nombreuses que notre médecine a obtenues. Nous dirons d'abord que, pour notre part, nous ne changeons pas absolument la manière de vivre de nos malades, nous contentant de défendre ce qui est évidemment nuisible. On revient des précautions exagérées prises par le fondateur de notre doctrine, et on réussit. Une science ne s'improvise pas du soir au lendemain: dans le traitement des maladies, on est obligé de changer, de modifier suivant les circonstances, les âges, les habitudes prises, les différents climats; cela est abandonné au tact du médecin.

Les maladies chroniques qui ne sont pas trop avancées, celles surtout qui ne sont pas compliquées de lésions graves d'organes, guérissent sûrement et doucement. Nous avons remarqué que les maladies qui résistaient le moins sont les névroses, toutes les affections si variées du tube digestif, les maladies de poitrine et de cœur dans les six premiers mois, même au bout de la première année quand la désorganisation n'a pas trop marché, et les maladies des femmes dont nous avons parlé plus haut.

Dans ces cas, nous nous sommes bien trouvé des antipsoriques à la sixième dilution, 10 à 20 globules dans une cuillerée d'eau. Dans les cas d'inertie des organes, comme dans la constipation, les différentes sortes de paralysie, la torpeur des organes, la diminution de sensibilité générale, le manque de réaction contre les médicaments, on peut répéter la dose tous les quatre à six jours; autrement, il nous a paru suffisant de répéter la dose tous les quinze jours. Ordinairement nous continuons le même médicament jusqu'à ce qu'il ne produise plus de bons effets, ou qu'il nous paraisse contre-indiqué au bout du quinzième jour de son administration par l'apparition de nouveaux symptômes.

Nous donnons alors un nouveau remède à la sixième dilution, que nous répétons ou changeons, suivant les cas, au bout de l'époque indiquée. De cette manière nous avons guéri un assez grand nombre de maladies chroniques, et nous en avons amélioré un plus grand nombre dans des cas tout à fait désespérés. Nous avons pu, chez des phthisiques abandonnés de leurs médecins, prolonger la vie de plusieurs mois, diminuer leurs angoisses et leurs souffrances; de même chez les cancéreux, où les douleurs sont, comme on le sait, si intolérables.

La phthisie se guérit bien, nous le répétons, quand elle n'est pas trop avancée : nous sommes persuadé que les personnes qui y sont disposées pourraient, par un traitement préservatif, avoir le juste espoir d'échapper à cette désastreuse maladie; de même pour les cancéreux.

Les maladies vénériennes sont, pour notre médecine, un beau sujet de triomphe. Les gonorrhées, même les plus violentes, sont guéries en dix à quinze jours au plus par une dose tous les jours ou tous les deux jours, suivant les cas, d'hydrargyre à la deuxième trituration. La syphilis exige un mois à six semaines du même traitement. Il ne reste pas de suites, et on peut se traiter à l'insu de tout le monde.

Chez quelques malades très-épuisés, nous avons pu laisser agir les doses des remèdes pendant un mois. Nous avons remarqué qu'à part un petit nombre d'exceptions, la trentième dilution exaltait trop le système nerveux, qu'après l'aggravation la réaction était incomplète ou insuffisante, pendant que par la sixième dilution l'aggravation est ordinairement assez faible, et la réaction sûre et durable.

Nous citerons deux cas de maladies chirurgicales qui ont été guéries sans avoir recours aux instruments tranchants. Une femme de la campagne avait, à la suite d'un panaris mal traité, un doigt dénudé par places dans son tiers supérieur, avec des eschares gangréneuses dans les deux tiers inférieurs : un chirurgien n'aurait pas hésité à faire l'amputation. La main était fortement gonflée, avec plusieurs fistules suppurantes. La malade a été guérie complétement par cinq doses de soufre répétées tous les dix jours.

Avec quinze doses de silice à la sixième dilution répétée toutes les trois semaines, nous avons vu se dissiper une tumeur blanche au genou chez une jeune fille de quatorze ans: un chirurgien proposait de couper la cuisse. La jeune personne, scrofuleuse à un assez haut degré, a repris une santé robuste. Voilà ce que peut la médecine homœopathique: que sera-ce donc quand tous concourront à la propager, et qu'elle aura enrichi sa matière médicale de nouveaux remèdes, et ses livres de nouvelles observations? Telle qu'elle est, elle rend d'incontestables services dans toutes les maladies, et, homme de progrès et d'humanité avant tout, nous la recommandons aux malades de toutes les classes et de tous les rangs, sûr qu'ils n'auront qu'à s'en applaudir.

Consultations tous les jours, de une heure à 4 heures, à Paris, rue n° , et par lettres affranchies.

Paris.—Imprimerie de Rignoux, rue Monsieur-le-Prince, 29 *bis*.

www.ingramcontent.com/pod-product-compliance
Ingram Content Group UK Ltd.
Pitfield, Milton Keynes, MK11 3LW, UK
UKHW020455220726
13923UKWH00006B/2563

9 782019 250355